AF233292

ŒUVRE

DU

DISPENSAIRE DES TOURELLES

6, passage des Tourelles (XXe Arr^t)

A PARIS

SUBVENTIONNÉE PAR LE CONSEIL MUNICIPAL DE PARIS

AFFILIÉE A LA FÉDÉRATION ANTITUBERCULEUSE

TUBERCULOSE

(TRAITEMENT — SOINS PRÉVENTIFS)

EXTRAIT

DU PROCÈS-VERBAL DE L'ASSEMBLÉE GÉNÉRALE

Du 26 Décembre 1908.

PARIS-AUTEUIL

IMPRIMERIE DES ORPHELINS-APPRENTIS

40, RUE LA FONTAINE, 40

1909

COMITÉ DE FONDATION

Présidente : Mme CRÉPY.
Trésorière : Mme P. LEFÉVRE, 19, rue Erlanger.
Secrétaire : Mlle J. LEFÈVRE.
Dames conseillères : Mme A. MUEL.
Mme HENRIOT.
Mme O. BOURGUIGNAT.
Mme KORN.
Mme GINISTY.
Médecins consultants : M. le Docteur JOUET.
M. le Docteur HARLAY.

Consultations au Dispensaire : Lundi et Jeudi, de 10 h. à midi.

Aucun quêteur à domicile n'est autorisé par l'Œuvre à se présenter en son nom.

ASSEMBLÉE GÉNÉRALE DU 26 DECEMBRE 1908

Madame la Présidente,
Mesdames,

Je viens vous exposer la situation financière du Dispensaire au 30 novembre 1908.

Nos recettes ont été les suivantes :

En caisse au 1er décembre 1907...........	4.563 fr. 25
Souscriptions et vente de charité.........	5.894 fr. 45
Total...	10.457 fr. 70
Nos dépenses se sont élevées à...........	3.863 fr. 25
Il reste donc en caisse au 30 novembre.....	6.594 fr. 45

Nos recettes se sont accrues par la Vente de charité qui a été très fructueuse, ce qui nous a permis de soulager un nombre plus grand de malades et de procurer à plusieurs les bienfaits d'un séjour à la campagne ou à la mer.

Nous adressons nos vifs remerciements et l'expression de notre gratitude à tous les souscripteurs et bienfaiteurs qui nous ont aidés de leur temps et de leurs dons, ainsi qu'à nos dévoués docteurs.

BUT ET FONCTIONNEMENT DE L'ŒUVRE

Le Dispensaire des Tourelles cherche à combattre la Tuberculose dans les familles de tuberculeux ; il soigne les malades à toutes les périodes, mais il s'attache surtout à rechercher dans leur entourage ceux qui sont peu atteints et plus facilement guérissables.

Le Dispensaire a reçu jusqu'à ce jour 1.356 malades dont 202 nouveaux en 1908, et a donné 10.200 consultations dont 2.200 cette année.

Les malades reçoivent les médicaments gratuitement ; l'huile de foie de morue leur est donnée à discrétion, ainsi qu'à tous leurs enfants.

Ceux qui ne peuvent se déplacer sont soignés par les *médecins de leur choix* dont les visites leur sont remboursées par le Dispensaire et dont les ordonnances sont exécutées gratuitement par notre pharmacien comme celles prescrites par les médecins de l'Œuvre. Les Dames visiteuses se rendent compte si les mesures d'hygiène les plus indispensables sont suivies ; c'est ainsi qu'elles ont fréquemment signalé combien il était fâcheux de voir des malades graves occuper le même lit que des enfants encore sains. Le Dispensaire se propose de faire attribuer dans ces cas aux familles les plus nécessiteuses tout ou partie d'une *literie,* et il fait un chaleureux appel à ses souscripteurs pour l'aider à couvrir cette nouvelle dépense qui s'impose.

Les malades susceptibles d'être proposés pour un sanatorium reçoivent, quand il y a lieu, de notre caisse de secours immédiats quelques subsides qui leur permettent d'attendre leur admission toujours longue et difficile à obtenir.

Les prédisposés sont surveillés et reçoivent les soins nécesaires à l'occasion de toutes les affections qui préparent la Tuberculose ; beaucoup de jeunes ouvrières, à hérédité chargée, qui

paraissaient atteintes seulement d'anémie, ou de troubles diges-
tifs et qui sont suivies depuis plusieurs années, ont pu jusqu'ici,
par un traitement précoce, échapper à la Tuberculose qui les
guette. Une subvention spéciale de 30 francs par mois a été ac-
cordée à 12 jeunes filles pour leur permettre de passer un ou
plusieurs mois à la campagne, à Beaumesnil, dans l'œuvre de
Mlle Bonjean.

Les enfants sont dirigés suivant leur état vers les œuvres qui
leur sont plus spécialement destinées ; le Dispensaire a pu obtenir jusqu'ici 26 entrées à Ormesson, 34 à Villepinte, 10 dans
l'œuvre de M Grancher, etc.

C'est grâce à la collaboration de toutes les œuvres auxquelles
il fait appel, qu'un Dispensaire peut avec un très modeste budget
étendre ses moyens d'action, quand il est soutenu et aidé par de
nombreuses bonnes volontés.

Les plus récents congrès ont démontré l'importance du rôle
des Dispensaires antituberculeux et la part qui devait déjà leur
être attribuée dans la décroissance actuellement constatée de la
tuberculose à Paris.

A la suite des nombreux encouragements qu'il a reçus, le
Dispensaire des Tourelles se propose de demander à être reconnu
Œuvre d'utilité publique. Dans ce but il a besoin que le plus
grand nombre de personnes qui le soutiennent de leurs cotisations
ou de leurs dons, veuillent bien s'engager désormais à une souscription annuelle, même minime, mais à échéances régulières.
MM. les souscripteurs sont priés d'adresser dès maintenant leurs
cotisations à Mme la Trésorière et de faire bon accueil à la quit-
tance qui leur sera présentée à l'avenir le *1er décembre* de chaque
année ; l'Œuvre leur sera reconnaissante des adhésions nouvelles
qu'ils pourront lui procurer.

La souscription annuelle est de **5 francs**.

Au-dessus de 5 francs, les souscripteurs sont portés sur nos
listes sous le titre de bienfaiteurs de l'Œuvre.

STATUTS

Article Premier

Une œuvre est fondée, 6, passage des Tourelles à Paris, XXᵉ Arrondissement, sous le titre de « Dispensaire des Tourelles », pour assister les tuberculeux adultes indigents et répandre l'éducation anti-tuberculeuse dans la population ouvrière.

Article II

Les consultations sont gratuites et les malades reçoivent gratuitement les médicaments les plus indispensables et des crachoirs de poche.

L'œuvre distribue aussi aux plus nécessiteux des bons de pain et des bons de viande, des vêtements et des effets de literie.

Elle s'attache tout spécialement à dépister la tuberculose à son début, pour permettre aux malades peu atteints et aux prédisposés de recevoir des soins efficaces au moment le plus opportun, et pour obtenir ce résultat :

1° Les mettre en rapport avec les œuvres déjà existantes (sanatoriums, hôpitaux marins) ;

2° Leur faciliter un séjour à la campagne ;

3° Leur procurer des emplois en rapport avec leur état de santé ;

4° Leur accorder suivant les ressources dont elle dispose, quelques secours qui les aident à cesser le travail, dans les périodes critiques du début (première hémoptysie, poussée congestive). Quelques jours de repos, à ce moment où la maladie est pour ainsi dire encore hésitante, et le mauvais pas aura peut-être été franchi.

Article III

Les consultations ont lieu au siège social deux fois par semaine.

Article IV

Les prescriptions des médecins sont exécutées aux frais du Dispensaire par un pharmacien agréé par le Comité sur des bons individuels signés des médecins consultants.

Article V

L'œuvre est dirigée et administrée par un comité ainsi composé :

Une dame *Présidente,*

Cinq dames *Conseillères,*

Un *Secrétaire-trésorier.*

Ces membres sont nommés à l'élection pour deux années ; ils sont rééligibles.

Article VI

Le Comité se réunit une fois par mois. Une assemblée générale à laquelle sont convoqués tous les adhérents à l'œuvre a lieu chaque année pour entendre le rapport du secrétaire-trésorier.

Article VII

Les dames conseillères assistent aux consultations, donnant des conseils d'hygiène aux malades, et par des visites à domicile se rendent compte si les prescriptions sont suivies.

Article VIII

Les décisions du Comité sont prises à la majorité des voix des membres présents.

Article IX

Les médecins sont choisis parmi les plus dévoués et les plus instruits. Ils n'ont pas part à l'administration de l'œuvre, mais peuvent soumettre leurs observations au Comité.

Article X

Les fonctions des membres du Comité sont gratuites.

Article XI

Les médecins donnent leurs soins gratuitement ; toutefois, si les ressources de l'œuvre le permettent, plus tard, il pourra leur être alloué des frais de déplacement.

Article XII

Tous les malades indigents tuberculeux ou prédisposés à la tuberculose sont admis aux consultations, sans distinction d'opinion ni de religion.

ARTICLE XIII

Les ressources de l'œuvre consistent en souscriptions, dons volontaires de toute nature, pouvant être utilisés pour les malades en traitement.

ARTICLE XIV

En cas de dissolution de l'œuvre, les fonds pouvant rester en caisse à ce moment et ceux à provenir de la réalisation du matériel du dispensaire seront remis par les soins du Comité à une œuvre similaire.

Déclaration à la préfecture de police, 11 mars 1904.

Insertion au *Journal officiel*, 19 mars 1904.

Affiliation à la Fédération antituberculeuse française, 21 décembre 1905.

LISTE DES DONATEURS
par ordre d'envoi des souscriptions ou des dons.

Conseil Municipal de Paris.
Mme P. Lefèvre.
Mme M. Crepy.
Mme G. Sigaux.
Mme Dequêne.
Mme G. Masson.
Mme M. Henriot.
Mme Jessé.
Mlle J. Lefèvre.
Mme Marsillon.
Les Grands Magasins du Louvre.
M. Berton.
Mme et Mlle Doyen.
M. et Mme Blet.
Mme A. Leduc.
Mme Fessart.
Mme L. Piot.
M. et Mme Jamin.
M. Ch. Bertier.
Mme A. Piot

M. Max Leclerc.
M. L. Guittard.
Mme Romazotti.
Mme R. Brizard.
Mme A. Barbier.
Mme P. Fournier.
Mme P. Cordier.
Mme P. Piot.
M. et Mme Goudot.
Mme Dubois.
Patronage de la Villa des Otages.
M. Maupoix.
Mme Radout.
Mme Tillet.
Mme Béjot.
Mme Sigaux mère.
Mme la marquise de Villeneuve-Bargemont.
Mme la vicomtesse du Bouëxic.
Mlle M. du Bouëxic.

Mme Vve Soyer.
Mme G. Delicourt.
Mme Louis Cartier.
Mme Hussenot de Senonges.
Mme P. d'Enfer.
M. E. Lessieux.
Mme Duval.
M. et Mme E. Bourguignat.
M. L. Bodaan.
Mme Charles Babin.
Mme Chauvin.
Mme Roland-Gosselin.
Mme Paul Rousseau.
Mme Paul Raffard.
Mme Lucien Raffard.
M. Charles Raffard.
Mme Gabriel Raffard.
Mme Marcel Raffard.
Mme Eugène Labiche.
Mme Weil.
Grands Magasins du Printemps.
M. et Mme O. Bourguignat.
M. René Lecomte.
Mme Pernot.
Mme de la Sablonnière.
M. Picou.
Mme Pissary.
Mme de Jancigny.
Mme Escande.
M. le Dr Bazy.
M. le Président de la République.
M. le Gouverneur de la Banque
   de France.
M. le Ministre des affaires
   Etrangères.
Mme Thomas de Longwy.
M. P. Bertier.
Mme I. Guittard.
Mlle Marchand.
Mlle F. Gendron.
M. Boudin.
Mme Ballet.
Mme H. Desmarais.
Mme E. Grange.
Mme Duroyaume.

M. Bjorkman.
M. A. Leclerc.
Mme J. Brodu.
M. Godeau.
MM. Sébastien frères.
Mme E. Guilhaumou.
Mme Guillou fils.
Mme Collignon.
Mme Magne.
Mme G. Spire.
M. le Dr P. Muller.
M. Ch. Girauld.
Mme Goubault.
Mme L. Lecomte.
Mme Boudhors.
Mlle Griveau.
Mme G. Raunier.
Mme Gustave Lefebvre.
Mme Korn.
Mme Muel.
M. Jensen.
Mme Grandeau.
Mme Requillard.
Mme Gille.
Le Comte de Hautecloque.
M. G. Thomas.
Mme Kohler.
Mme Gasne.
Marquise de la Roche-Aymon.
Mme Leroux.
Mlle Bressolles.
Mme Aron.
Mme Immelin.
Mme Vignes.
Mme Boudène.
Mme Périer.
Mme Bezançon.
Mme Ginisty.
Mme Chavardès.
Mme Rodrigue.
M. Chêne, Directeur de la Soc.
   Ind. de photographie.
Mme Berthe Yvart.
Mme Jacques Feuillet.
Mme Hervieu.

Mme Lemaitre.
Mme Meslier.
Mme Chevalier.
Mme Macé de l'Epinay.
M. Gustave Apert.
Mme Maurice Moisset.
Comtesse Wallet.
Mme Huré.
Mme Carré.
Mme Heurtel.
Mme Brunet.
Mme Louis Barbier.
Comtesse Centule de Béarn.
Mme Chairou.
Mme Driancourt.
Mme Depeaux.
Mme Dehaye.
Mlle Dansac.
Mlle A. Hasard.
M. Guibout.
Baronne des Rotours.
Mme Dumont.
Mme Carteron.
M. Marchand, Conseiller muni-
 pal, XX' Arrondissement.
Mme Chatrousse, de Grenoble.
Mme Broustet.
La Société A. des Galeries
 Lafayette.
Mme Loubet.
M. Le D' Abadie.
Le Capitaine Boudhors.
Mme Demartial.
M. Cochegrus

M. E. Henriot.
Mme Gaston Raffard.
Comtesse Dillon.
Mme Horaist.
M. Marcel Huré.
M. Eveillard.
M. Delavant.
Mme O. Montefiore.
Mme Fallières.
Mlle des Moutiers.
Mme Demeral.
Mme Ruant.
Mme Chardayre.
Mme Roques.
Mme E. Eissen.
Mme Guérard.
Mme Anglade.
Mme Parent.
Mme J. Harlay.
Mme A. Harlay.
Mme O. Muller.
Mme Mozer.
M. Hauteur.
M. Ch. Harlay.
Mme Petit.
M. Ch. Barège.
M. G. Bourgeade.
Mme Boll.
Mme Ruby.
Le Bon Marché.
Mme Cheville.
Mme Belloni.
Mme Marteau de Reitry.
Mme Beauregard.

Dons en nature.

Mme Grandeau, présidente de l'Œuvre du Joyeux-Noël. —
M. O. Bourguignat (Chauffage). — Glycérophosphates Robin. —
Aliments Treinhart. — Thiocol-Roche.

298-09. — Imprimerie des Orphelins-Apprentis, F. Blétit, 40, rue La Fontaine,
Paris-Auteuil.